CONTRIBUTION A L'ÉTUDE
DES FRACTURES

PAR

LE MASSAGE ET LA DÉAMBULATION

(Observations faites à la Polyclinique de l'Hôtel-Dieu)

PAR

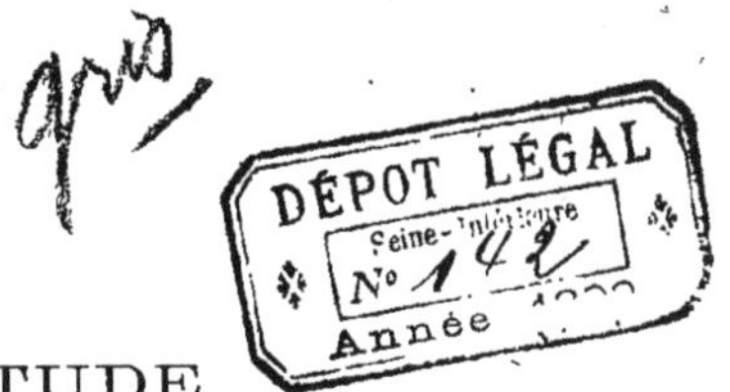

Mlle Élise EVREINOFF

Docteur en médecine de la Faculté de Paris

PARIS

G. STEINHEIL, ÉDITEUR

2, RUE CASIMIR-DELAVIGNE, 2

1899

CONTRIBUTION A L'ÉTUDE

DES FRACTURES

PAR LE MASSAGE ET LA DÉAMBULATION

(Observations faites à la Polyclinique de l'Hôtel-Dieu)

IMPRIMERIE LEMALE ET Cie HAVRE

CONTRIBUTION A L'ÉTUDE
DES FRACTURES

PAR

LE MASSAGE ET LA DÉAMBULATION

(Observations faites à la Polyclinique de l'Hôtel-Dieu)

PAR

Mlle Élise EVREINOFF

Docteur en médecine de la Faculté de Paris

PARIS

G. STEINHEIL, ÉDITEUR

2, RUE CASIMIR-DELAVIGNE, 2

1899

MONSIEUR LE PROFESSEUR GUYON

Membre de l'Institut.

DES FRACTURES

PAR LE MASSAGE ET LA DÉAMBULATION

(Observations faites à la Polyclinique de l'Hôtel-Dieu)

AVANT-PROPOS

Le but du traitement des fractures est d'amener le plus
tôt possible la consolidation de l'os, et de restaurer la fonc-
tion du membre blessé. On avait remarqué depuis longtemps déjà que ces deux résultats sont souvent retardés
dans le traitement schématique des fractures par l'immobilisation, à cause de l'atrophie musculaire, de la raideur
articulaire et de l'hypertrophie du cal. Pour empêcher ces
inconvénients, et sur l'initiative de notre illustre maître
M. Lucas-Championnière, on a introduit en France la pratique du massage depuis une trentaine d'années, faisant
ainsi de bonne heure fonctionner les muscles et pratiquant
le traitement manuel de la région fracturée. Mais l'application de cette méthode mixte, c'est-à-dire massage avec
immobilisation dans certaines fractures, n'empêchait ni

la raideur articulaire, ni les douleurs secondaires. Si M. Lucas-Championnière avait déjà préconisé, pour certaines fractures du membre supérieur, le massage prématuré sans appareil immobilisateur, par exemple dans le cas de fracture de l'extrémité supérieure de l'humérus, et autres, quand il s'agit des membres inférieurs, on n'est pas d'avis, en France, de permettre la marche prématurée, avant que la restauration osseuse soit accomplie. Mais voici qu'en Allemagne et en Russie on a commencé, depuis quelque temps, à faire marcher de bonne heure les malades atteints de fracture du membre inférieur.

En France, pendant l'année que nous avons passée à la consultation chirurgicale de l'Hôtel-Dieu, dans le service de notre cher maître, le Dr Chevalier, nous avons vu appliquer et avons appliqué nous-même cette méthode de déambulation pour des fractures du membre supérieur et du membre inférieur. Les bons résultats qui en ont été obtenus nous ont suggéré l'idée de ce modeste travail, et le but que nous poursuivons est de faire ressortir les points suivants :

1° La possibilité de l'application de la méthode ambulatoire aux fractures du membre supérieur et, jusqu'à nouvel ordre, à deux fractures du membre inférieur, savoir : celle du col du fémur chez le vieillard, et celle du péroné sans déplacements notables ;

2° Les inconvénients de l'immobilisation en même temps que les avantages du massage et de la marche prématurée, appuyés sur les expériences de laboratoire.

Nous sollicitons toute l'indulgence possible pour ce travail qui n'est que le point de départ de la question ; celle-ci sera reprise et approfondie dans l'avenir. Notre séjour malheureusement trop court à la consultation chirurgicale de l'Hôtel-Dieu ne nous a pas permis de recueillir beaucoup d'observations, et d'être suffisamment armée pour défendre cette idée.

D'après cette idée, et grâce aux dernières réformes dans le traitement des fractures, on peut guérir les malades beaucoup plus vite et sans les faire souffrir (*cito et jucundo*), épargnant ainsi à toute la catégorie des humbles la perte si préjudiciable de leur temps, et rendant plus vite à la société un grand nombre de bons travailleurs.

Avant d'aborder notre sujet, qu'il nous soit permis d'adresser un témoignage particulier de gratitude à notre cher maître, M. le Dr Chevalier, chirurgien des hôpitaux, qui a bien voulu nous inspirer ce travail, en même temps que tous nos remerciements pour les bons conseils et l'accueil toujours bienveillant que nous avons trouvés auprès de lui.

Nous nous faisons un véritable devoir d'exprimer notre reconnaissance à M. Melnikov pour les bons conseils qu'il a bien voulu nous donner, ainsi qu'à M. le Dr Gourewitch qui a bien voulu nous communiquer ses si intéressants travaux de laboratoire.

A tous les maîtres qui nous ont guidée dans notre instruction médicale, soit par leurs leçons à l'École de Médecine, soit par leur enseignement clinique dans les hôpitaux, nous adressons le témoignage de notre profonde gratitude.

Nous prions M. le Professeur Guyon d'agréer l'expression de notre sincère reconnaissance pour l'honneur qu'il nous a fait en acceptant la présidence de cette thèse.

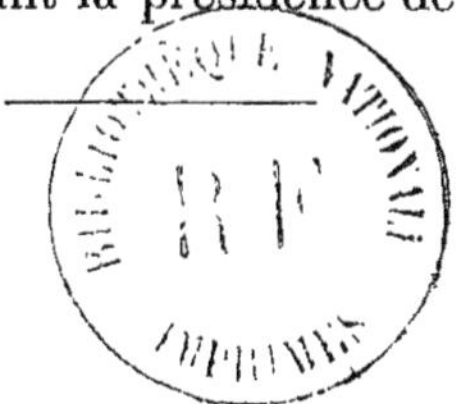

CHAPITRE PREMIER

Historique.

Dans le traitement des fractures, le principe a toujours été de chercher à conserver au squelette son intégrité au moyen d'une contention aussi complète que possible. En remontant aussi loin que l'on peut dans le passé, on trouve d'abord l'emploi des tiges de plantes, des écorces de figuier, des peaux de bêtes, des bâtons de bois, dont se servaient les peuples incultes pour le maintien des fractures. C'est surtout de la fin du siècle dernier que datent l'art et l'emploi raisonné des bandages. On a commencé par les attelles en bois, puis en fil d'archal ; puis on a passé aux attelles plastiques en matière pouvant se durcir à volonté, comme la gutta-percha, le feutre plastique, la paraffine et le plâtre. Après les attelles, viennent les bandages circulaires en substance durcissante. Le premier fut le bandage albumineux de Larrey, en 1792 ; les plus usités furent ensuite : le bandage amidonné de Sentin (1834), le bandage en dextrine de Velpeau (1838), le bandage vitré de Sckrant (1857). Mais celui qui obtint le plus de succès et qui se répandit le plus fut le bandage en plâtre proposé par Mathys en 1852. Van de Loo, Pirogoff, Neudorfer et d'autres, y apportèrent des changements de détail ; mais le résultat obtenu était le même : immobilisation plus ou moins complète de l'articulation.

Si les auteurs étaient d'accord sur la nécessité absolue de l'immobilisation, ils étaient divisés sur le moment opportun de la réduction des fragments. Wancher cite Hippocrate, disant qu'il ne faut pas réduire les fragments avant une semaine. Plus près de nous, vers le milieu du siècle, Rust disait : « En cas de luxation, le plus tôt qu'on appelle le médecin est le mieux ; en cas de fracture, c'est le contraire. » Nélaton et Velpeau professaient aussi à peu près la même opinion. Néanmoins, les règles habituelles du traitement des fractures étaient : réunion le plus tôt possible, immobilisation la plus complète. Tourner rapporte les paroles du docteur de Roubaix : « Que le chirurgien immobilise complètement, la nature prendra elle-même le soin de guérir la fracture. » Entre tant d'autres, Billroth, Bruns sont du même avis.

La méthode du traitement des fractures par extension continue était basée sur les mêmes principes, sauf qu'on prévenait le déplacement des fragments en écartant du foyer de la fracture la compression nuisible des bandages. Cette méthode, déjà connue aux temps anciens, fut surtout développée par les chirurgiens américains, Gurdon, Buck et Grosby ; par Volkmann, Bardenheuer, qui l'appliquaient à toutes les fractures. La longue durée du traitement d'après ces méthodes, le mauvais état des extrémités atteintes n'échappaient pas aux chirurgiens ; mais ils s'y résignaient comme à un mal nécessaire. La tendance à s'affranchir des conséquences de l'immobilisation date de 1858. A cette époque, le 27 juillet, Morel-Lavallée fit à l'Académie de

Médecine une communication dans laquelle il proposait, pour remédier aux inconvénients de la méthode ordinaire, un moyen de mobilisation des fragments avec les mouvements des articulations voisines. Cette protestation unique trouva peu d'écho, et seulement en 1880 se produisit un nouveau courant d'opinions.

On n'a commencé d'abord à appliquer le massage que timidement : il était pratiqué une fois la consolidation achevée, pour lutter contre la raideur des articulations et l'atrophie des muscles résultant de l'immobilisation. Néanmoins, malgré le massage, malgré la mobilisation passive, il n'était pas rare de voir des cas où ces moyens étaient impuissants, où il fallait même recourir à la résection. C'est vers 1880 que le massage prend le caractère d'une méthode indépendante du traitement des fractures simples. Il est difficile de dire de quelle façon a surgi cette méthode, et Noström semble avoir raison en disant « que cette fois, comme toujours, la pratique a devancé la théorie ; on a fait ce que d'autres avaient fait, parce qu'ils avaient obtenu de bons résultats ». Le massage était connu et très répandu dès les temps les plus anciens. Les Grecs, les Romains, les Égyptiens, les Chinois, les Indiens et même les Australiens, se servaient du massage avec un perfectionnement plus ou moins grand ; ils le décrivaient même. Ainsi, en cas de raideur de l'épaule, Hippocrate déclare qu'il faut masser l'épaule, avec douceur et persistance. A notre époque, Lucas-Championnière fit le premier essai du massage. Cet auteur dit avoir massé une entorse dès 1862 ; en 1867, observant chez une vieille femme de 66 ans la bonne issue d'une fracture typique du radius laissée sans aucun bandage, il eut pour la première fois l'idée de l'influence profitable de la mobilisation ; peu à peu il en vint à la trouver utile pour toutes les fractures. En 1880, il fait les premières démonstrations avec des malades atteints de fractures du radius, qu'il traite par la mobilisation et sans bandage. En 1882, il masse une fracture du péroné; en 1884, il commence à appliquer le massage comme une méthode déterminée, et de 1885 à 1886 il l'étend à presque toutes les fractures. Il y a à ce moment beaucoup d'autres auteurs qui s'occupent du massage, comme Wagner, Menzel, Podrasky, Bruberger, Estradère et d'autres. Mais l'honneur de cette méthode appartient exclusivement à Lucas-Championnière qui, en 1895, publia en grand volume tout ce qu'il avait écrit sur cette question.

CHAPITRE II

Inconvénients de l'immobilisation dans les fractures.

Les partisans de l'immobilisation des fractures trouvaient à cette méthode les avantages suivants :

a) Elle supprime la douleur.

b) Elle permet mieux le retour du membre à la forme originaire.

c) Elle facilite la réparation de l'os fracturé.

d) Elle constitue la meilleure condition du retour du membre à ses fonctions normales.

e) Elle prévient ou guérit l'inflammation.

Nous examinerons successivement, avec Lucas-Championnière, chacun de ces points en nous efforçant d'en faire ressortir le côté erroné.

a) Ainsi, l'immobilisation diminue la douleur primitive sans la supprimer tout à fait, mais elle augmente la douleur secondaire, c'est-à-dire la douleur que provoquent les premiers mouvements une fois que l'immobilisation a cessé.

b) Cette assertion, que le retour du membre à sa forme primitive est accompli par l'immobilisation, n'est que relativement vraie : d'abord dans les fractures avec grande mobilité fragmentaire, là où l'immobilisation est presque nécessaire, on voit néanmoins tous les jours des déformations et, en général, un rétablissement imparfait de la forme, ou bien parce que l'appareil est mal appliqué, ou parce que l'immobilité n'est pas parfaite. Dans les fractures avec fragments peu mobiles, « l'immobilisation ne fera pas grand'chose pour la restitution de la forme », et « comme la difformité est petite, le premier intérêt du sujet est de la laisser subsister. Avec elle la moitié du travail de réparation est acquise » (Lucas-Championnière).

c) Au lieu de favoriser la consolidation, l'immobilisation la retarde. La fracture de la cuisse, avec extension continue de Hennequin, se consolide mieux et plus vite que dans un appareil plâtré. Que de fois a-t-on observé, chez les marchands de volailles, des oiseaux avec d'anciennes fractures très bien consolidées. On a en outre expérimenté sur des chiens, en leur faisant des fractures de jambe : les uns étaient enfermés dans des cages, pour qu'ils ne pussent faire beaucoup de mouvements ; aux autres on appliquait des appareils plâtrés. On a constaté que chez les chiens en cage la consolidation était plus parfaite et plus rapide que chez ceux munis d'appareils.

d) En enlevant l'appareil, on constatait quelquefois de l'altération des téguments, scorbut local, hémorrhagie, purpura, chute de l'épiderme, quelquefois même, apparition de vésicules ; la peau était souvent rude, sèche, couverte de pellicules furfuracées. Cet état de la peau, de même que l'atrophie des muscles, dénote une insuffisance d'activité dans ces tissus, insuffisance qui provient, non de traumatisme d'aucune sorte, mais du fait seul de l'immobilisation. Après ablation de l'appareil immobilisateur, on constate la longue durée de l'ecchymose : le fait s'explique par la lenteur de la résorption par les lymphatiques dans un membre immobilisé et muni d'un bandage. Sa comparaison avec une ecchymose d'un membre non comprimé permet de constater que, à découvert, l'ecchymose dure deux ou trois semaines, en passant par toutes ses phases de coloration, tandis qu'elle persiste quatre et six semaines, et quelquefois davantage dans une fracture comprimée.

Outre ces inconvénients, il y a encore l'œdème sur lequel on a émis beaucoup de théories ; depuis Gosselin, on pense qu'il est dû à des thromboses des veines profondes. Il paraît logique de penser que l'inactivité prolongée des muscles, avec la position horizontale du membre, affaiblit la tonicité des vaisseaux veineux. Lorsque le malade commence à se remuer et à marcher, li se produit des stases passives, parce que les veines ont perdu de leur contractilité, en même temps qu'apparaissent des exsudats séreux avec phénomènes d'œdème. Tout rentre dans l'ordre avec le retour du tonus veineux, rendu par le mouvement et la marche.

Le membre débarrassé de son appareil a souvent diminué de volume. Depuis Gosselin et son élève Lejeune, on attribue cette diminution à l'atrophie musculaire sur la cause de laquelle on a émis plusieurs hypothèses ; mais la question n'est pas encore complètement élucidée.

Enfin, c'est la raideur articulaire qui apparaît après une immobilisation plus ou moins longue, non seulement dans les articulations voisines de la fracture, mais aussi dans les plus éloignées, et même dans le membre du côté opposé. On attribuait cette raideur à l'exsudat, à la rétraction et au manque de souplesse des tendons et des ligaments, à l'interposition des parties molles entre les fragments de la fracture, à la formation d'adhérences fibrineuses entre les surfaces articulaires.

D'après les recherches de William H. Bennett, chirurgien de l'hôpital Saint-Georges (Angleterre), qui s'est particulièrement occupé de la question, cette raideur serait due à ce fait, que les parties molles qui se trouvent immédiatement autour de la fracture s'enchevêtrent les unes dans les autres, et finissent par adhérer à l'os. Jusqu'où peuvent aller la solidité de cet enchevêtrement et la raideur qui en résulte? C'est ce que W. H. Bennett dit avoir montré. Il fit la dissection d'une fracture des deux os de la jambe, à trois pouces au-dessus de la cheville. La fracture, à en juger par le cal, datait environ de deux mois. Les parties fracturées étaient solidement réunies, et la position des fragments, bien qu'imparfaite, était assez bonne. Aucun mouvement dans l'articulation de la cheville ne pouvait être produit par la violence, ainsi qu'on procède habituellement quand on « force » les articulations. L'articulation de la cheville était dans un état très sain, et la raideur était uniquement due à l'état des parties molles environnant la fracture. Le muscle tibial antérieur, à son point de jonction avec le tendon, était solidement adhérent à l'os. La structure du muscle sur le côté postérieur de la fracture avait été en apparence légèrement déchirée, et se trouvait, ainsi que les tendons, adhérer intimement à l'os par un tissu cicatriciel dans lequel le nerf tibial postérieur était englobé et ne pouvait être libéré que par une dissection soigneuse. Rien n'indiquait que le nerf eût été endommagé à l'époque de l'accident. A part le mouvement permis par l'élasticité des parties, tout mouvement dans l'articulation de la cheville paraissait être empêché par l'adhérence des tissus mentionnés. Quand les parties adhérentes eurent été détachées par la dissection, l'articulation de la cheville put se plier librement avec une facilité relative.

Les conséquences fâcheuses de l'immobilisation se voient tous les jours, et on croit qu'à partir d'un certain âge le retour des fonctions du membre est impossible.

e) L'inflammation provient ordinairement d'une infection microbienne, et l'immobilisation n'agit pas sur la diminution de l'inflammation; elle diminue seulement la douleur primitive.

CHAPITRE III

Effets physiologiques du massage; son action sur les membres fracturés.

Le premier effet du massage, c'est la *diminution de la douleur*, surtout quand il est pratiqué dès le premier jour. Nous-même, en massant les malades dans la polyclinique de l'Hôtel-Dieu, sous la direction de M. Chevalier, chirurgien des hôpitaux, nous avons constaté par notre propre expérience qu'en massant avec douceur et surtout en ménageant le foyer de la fracture, les malades étaient soulagés même après la première séance, et qu'ils venaient eux-mêmes réclamer les séances suivantes.

L'œdème primitif disparaissait considérablement après chaque séance, pour reparaître dans l'intervalle, et si le malade était inexact, l'œdème persistait longtemps ; si, au contraire, le malade était tout à fait exact, l'œdème disparaissait après quelques séances. On n'observe jamais d'œdème secondaire, même chez les gens âgés.

L'ecchymose est plus lente à se dissiper que l'œdème. On n'observe jamais de *diminution* de volume du membre, *ni de paralysie* musculaire, surtout quand on commence le massage dès le début de la fracture. *Jamais de raideur*, si le massage est pratiqué régulièrement et aussi dès le début. Le *cal*, au point de vue esthétique, ne laisse rien à désirer. Enfin nous avons vu bien des fois des exemples où, loin d'être obligée d'encourager les malades pour leur faire exécuter des mouvements, nous étions forcée de les retenir.

Savary dit, dans ses *Lettres sur l'Égypte*, que «parfaitement massé, on est comme régénéré, et que l'on sent un bien-être général. Le sang, dit-il, circule avec facilité et l'on est soulagé d'un poids énorme. On éprouve une souplesse, une légèreté inconnue ». Ce passage montre que le massage porte son action sur l'innervation, la locomotion et la circulation. Londe, dans son *Hygiène*, dit que « le massage excite les fonctions cutanées, facilite le glissement de la peau sur les muscles, favorise l'apport du sang dans les muscles atrophiés, et rend la souplesse aux ligaments, aux tendons et aux muscles ».

MM. Mérat et Lens disent que le massage, en dissipant les infiltrations, active les phénomènes de résorption, c'est-à-dire la circulation dans les vaisseaux blancs ; la synovie devient plus fluide, les ligaments regagnent leur longueur et leur souplesse ; il donne enfin aux mouvements des articulations une plus grande liberté. Lucas-Championnière dit que, « de même que chaque corps pour vivre a besoin de mouvement, ainsi l'os fracturé, pour se consolider, a besoin de massage». Sous l'influence du massage, le tissu ostéogène prolifère plus vite, la consolidation se fait plus rapidement, et le cal, devenant plus compact, diminue de volume.

CHAPITRE IV

Expériences de laboratoire.

Comme nous ne pouvions pas faire nous-même les expériences de laboratoire ayant trait à l'influence du massage, nous demandons la permission de décrire les expériences des auteurs, dont le nombre est très limité, parce que, en général, on s'intéresse surtout au côté clinique. Parmi ces expérimentateurs, nous citerons MM. Castex, Angelo Volpe, et surtout M. Gourewitch. M. Angelo Volpe, ayant pour but la vérification expérimentale de la partie clinique de la question, fracturait chez des chiens les deux extrémités des mêmes os. Les extrémités fracturées étant placées dans des conditions différentes, l'auteur traitait toujours l'une d'elles par le massage, et surveillait le moment de consolidation du membre massé, tandis que l'autre extrémité était immobilisée ou restait non soignée. L'auteur cite huit expériences.

1° *Dans deux de ces expériences*, l'une des fractures des deux extrémités du même animal était immobilisée aussitôt après la fracture ; l'autre était traitée par le massage dès le premier jour, n'ayant dans l'intervalle aucun pansement. Dans ces expériences, on suspendait les animaux. L'auteur a constaté que les extrémités que l'on massait se consolidaient plus vite, avec une avance de quatre jours dans un cas, et de dix jours dans l'autre, et présentaient un cal plus solide et plus régulier.

2° *Dans la deuxième série* d'expériences, on ne suspendait pas les animaux, mais on les laissait marcher, et on ne fracturait qu'une seule extrémité. L'extrémité fracturée qu'on massait se consolida sept jours plus tôt que celle qui était immobilisée.

3° *Dans les deux expériences suivantes,* on ne mit aucun bandage, et les extrémités fracturées furent laissées libres. Comme résultat, on trouva que la fracture qu'on massait se consolida huit jours plus tôt, présenta un cal plus régulier, et l'animal, dès le moment de la consolidation, se servit facilement de son extrémité, tandis que l'extrémité fracturée qu'on ne massait pas présenta un cal vicieux, et fonctionna mal.

4° *Dans la dernière série d'expériences,* de deux animaux à une seule extrémité fracturée, l'un était immobilisé, l'autre massé d'abord, et immobilisé ensuite. Dans ce cas, l'extrémité massée avant immobilisation se consolida six jours plus tôt.

M. Gourewitch, dans sa thèse d'agrégation (Saint-Pétersbourg), voulut comparer les processus histologiques de la consolidation des fractures qu'on traitait dans un cas par le massage, dans l'autre par l'immobilisation. Ces expériences ont été faites sur des lapins, à l'hôpital Obouchoff, à Saint-Pétersbourg.

Il fractura les deux extrémités du même animal, de façon que le caractère du processus à chaque période d'évolution fût le même dans les deux cas, et que toute différence ne

pût provenir que du mode de traitement. La fracture, chez
tous les animaux, porta sur les deux os de l'avant-bras,
comme se prêtant mieux au massage et au bandage con-
sécutif. Pour ne pas exclure la possibilité de déplacements
des fragments, il fractura les deux os au même niveau, au
milieu de la diaphyse.

La comparaison des phénomènes macroscopiques donna
les résultats suivants :

1° Dans la fracture datant de deux jours (expérience
n° 14), les deux extrémités conservent une attitude régulière, et ont le même aspect extérieur. *Dans la fracture
massée*, l'ecchymose dans la peau et dans la jointure est
moins considérable, mais se diffuse beaucoup plus haut
que la ligne de fracture, empiétant sur le pli du coude.
Dans la fracture non massée, l'ecchymose ne dépasse pas
les parties voisines de la fracture, mais est plus intense.

2° Dans la fracture datant de quatre jours (expérience
n° 13) la situation et l'aspect général sont identiques. Dans
la fracture *massée*, la peau est d'un rouge diffus ; on aperçoit quelques ecchymoses près du pli du coude. Dans la
fracture *non massée*, on voit une ecchymose très dense près
du lieu de la fracture.

3° Dans la fracture datant de 7 jours (expérience n° 3),
l'aspect général des deux extrémités est identique. Dans
la fracture *massée*, on aperçoit un commencement de
consolidation des fragments, qui sont encore mobiles, mais
ont une situation régulière. Dans la fracture *non massée*
les fragments sont considérablement déplacés, les supérieurs, en bas, et en arrière, entièrement mobiles.

4° Dans la fracture datant de 10 jours (expérience n° 2)

l'aspect général et la situation des fragments sont identiques. Dans la fracture *massée*, quelques ecchymoses blafardes et peu étendues ; les fragments se sont soudés, mais non complètement. Dans la fraction *non massée*, l'ecchymose est beaucoup plus dense, le gonflement est plus considérable, les fragments se sont soudés à peine.

5° Dans la fracture datant de 15 jours (expérience n° 10), et dans la fracture *massée*, les fragments se sont soudés d'une façon régulière. Dans la fracture *non massée*, la soudure est solide, mais avec déplacement des fragments.

6° Dans la fracture datant de 18 jours (expériences n°s 9 et 15), l'extrémité *massée* (expérience n° 9) est droite, de forme normale, et la soudure est solide ; on sent un cal très volumineux. Les fragments, dans l'extrémité *non massée*, se sont tellement déplacés que la fracture ne s'est pas soudée, quoique tout le temps l'extrémité fût immobilisée dans un bandage.

7° Expérience n° 15. — L'extrémité droite, immobilisée tout le temps dans un bandage, était grêle, les muscles étaient atrophiés, il y avait par places des escarres, la soudure était solide. L'extrémité gauche, dans cette expérience, était restée libre dès le cinquième jour ; la soudure était solide et régulière, les muscles n'étaient pas atrophiés ; on sentait un cal assez volumineux.

Pour les recherches microscopiques, M. Gourewitch a pris les préparations suivantes : la fracture massée, de l'expérience n° 9, la fracture non massée de l'expérience n° 15, extrémité droite qui avait été immobilisée ; la fracture de l'expérience n° 8, et datant de 25 jours. Dans la fracture *massée*, les muscles sont normaux ; la fracture s'est sou-

dée complètement ; le cal est volumineux ; les mouvements dans l'articulation sont libres. Dans la fracture
non massée, les muscles sont minces ; la fracture est
immobile ; le cal n'est pas suffisant ; les articulations sont
peu mobiles.

Les phénomènes macroscopiques peuvent être résumés
ainsi :

Dans les fractures qu'on massait :

1° L'ecchymose se résorbait plus vite ;

2° Les muscles présentaient un volume normal et
étaient mieux nourris ;

3° Les fragments avaient une situation plus normale, leur
déplacement était minime ;

4° La soudure complète avait lieu, dans les cas qu'on
massait, du 12ᵉ au 14ᵉ jour, et dans les cas qu'on ne massait pas, du 16ᵉ au 18ᵉ jour ;

5° Presque dans tous les cas soumis au traitement par le
massage, le cal était plus volumineux et plus solide, sauf
dans l'expérience n° 11, où, dans la fracture non massée,
le cal était plus volumineux.

En traçant une parallèle pour comparer les processus
histologiques de la formation du cal dans les fractures
traitées ou non par le massage, il est à noter que, dans
l'un et l'autre cas, la formation du cal passait par les sta-
des ordinaires. Né du feuillet ostéogénique du périoste,
le tissu cellulaire primordial se différenciait peu à peu du
tissu cellulaire ostéoïde, puis se transformait en tissu chondroïde près du lieu de la fracture. Ces deux variétés de
tissus étaient remplacées peu à peu par le tissu osseux.

Les différences que M. Gourewitch a observées, en

comparant des fractures de durée égale et chez le même animal, sont les suivantes :

1° Tous les phénomènes de réparation de la première période du processus, l'épaississement du feuillet interne du périoste, son infiltration par les éléments cellulaires, l'hyperplasie des cellules de moelle osseuse, la dilatation des canaux de Havers, etc., étaient plus prononcés.

2° L'évolution et la résorption de l'ecchymose étaient plus rapides et plus complètes. Ainsi, dans le cas d'une fracture assez ancienne non massée (expérience de 16 jours, n° 10), on trouvait autour des fragments de grosses masses empâtées de l'ecchymose non résorbée, et de gros filaments de fibrine entremêlés entre eux. Dans le cas de fracture massée de cette période, il ne restait plus trace d'ecchymose.

3° La quantité de tissu primordial et cellulaire était toujours plus considérable.

4° Le tissu chondroïde apparaît plus tôt ; dans le cas de fractures massées, le 7ᵉ jour (expérience n° 3), dans le cas de fractures non massées, le 10ᵉ jour (expérience n° 2).

5° La quantité de tissu chondroïde était dans tous les cas un peu plus grande ; dans un cas (expérience n° 18), il y en avait même en grande quantité.

6° Le développement du cal était plus étendu.

CHAPITRE V

Indications du massage et de la marche prématurée dans les fractures.

Nous examinerons maintenant les fractures qui doivent être massées, le moment où le massage doit être pratiqué, et aussi les fractures où l'immobilisation paraît surtout nuisible et où, au contraire, la déambulation et, pour ainsi dire, une sorte de gymnastique méthodique peuvent donner de bonsrésultats. Nous passerons en revue les opinions souvent contraires des différents auteurs, et notre expérience personnelle, acquise dans le service de notre maître, le Dr Chevalier.

M. Lucas-Championnière divise les fractures en quatre groupes au point de vue du moment où il faut commencer le massage.

1er GROUPE. — Massage immédiat et continu pour les fractures qui sont susceptibles de peu de déplacement secondaire, ou dont le déplacement gêne peu les fonctions, ou bien les fractures avec engrénement.

2e GROUPE. — Massage du membre avant l'application de de l'appareil, pour les fractures avec grande tendance au déplacement.

3e GROUPE. — Dans les fractures où le déplacement n'a qu'une tendance médiocre à se produire, on applique d'abord un appareil; celui-ci est retiré au bout de deux ou trois jours, puis on masse méthodiquement, et l'appareil est remis et retiré chaque jour (méthode mixte).

4° GROUPE. — Dans les fractures où la mobilité des fragments est très grande, on immobilise les fragments pendant quelques jours. Très rapidement il existe une quantité de soudure osseuse suffisante pour permettre de retirer l'appareil.

En ce qui concerne cette division, les autres chirurgiens, comme MM. Le Dentu, Duplay, Rieffel, Reclus, etc., ne sont pas du même avis que M. Lucas-Championnière; ils proposent une autre division que nous n'indiquons pas ici, parce que cette divergence d'opinions n'a qu'une importance secondaire, au point de vue qui nous occupe. Tous ces auteurs s'accordent en effet à reconnaître que, quand il s'agit de fractures du membre supérieur, à moins d'indications particulières ou d'un traitement par certaines méthodes d'exception, les blessés se lèvent et marchent, le membre soutenu dans une écharpe, et que le sujet doit commencer à faire des mouvements actifs aussitôt que le cal a acquis une résistance suffisante.

Par notre expérience personnelle, dans la polyclinique de l'Hôtel-Dieu, où malheureusement nous n'avons pas pu observer tous les cas de fracture, nous avons constaté que :

1° Pour les fractures du radius à l'extrémité inférieure, où il n'existait pas beaucoup de déformation, et où il y avait de l'engrènement, nous avons fait avant tout un massage analgésique (effleurage), pendant quinze minutes ; après ce massage, on mettait une gouttière plâtrée qui couvrait la partie antérieure et latérale de l'avant-bras, laissant libres le coude et le bras ; pendant que le plâtre était encore humide, on faisait la réduction. Avec cet appareil, le malade pouvait faire des mouvements dans le coude et avec les doigts. Si la déformation était trop grande, on mettait l'avant-bras dans le plâtre sans faire de massage et on laissait l'appareil quinze jours. Au bout de ce temps, pendant une semaine, on enlevait le plâtre tous les jours pour faire un massage de quinze minutes ; après une semaine, on retirait tout à fait l'appareil qu'on remplaçait par une simple bande compressive.

2° Pour les fractures de la clavicule au tiers externe, sans déplacement, nous avons commencé le massage dès le premier jour. Pour les fractures claviculaires à la partie moyenne avec grand déplacement, on mettait l'écharpe de Mayor, avec coussin dans l'aisselle, et l'on commençait le massage seulement quand la consolidation était faite, et qu'il n'y avait plus danger de déplacement.

La question du massage et de la déambulation dans les cas de fractures du membre inférieur donne lieu à une grande diversité d'opinions, et les avis des différents auteurs sont souvent diamétralement opposés sur ce point si important. Il faut reconnaître que les essais que l'on a faits jusqu'ici de cette méthode relativement récente ne sont pas assez probants pour lui attribuer des avantages supérieurs à ceux de l'ancienne dans la majorité des cas. Dans une certaine catégorie de fractures cependant cette méthode répond pleinement aux espérances des innovateurs. Sans remonter bien loin dans l'histoire du traitement des fractures du membre inférieur, on remarque que tout mouvement dans ces cas était rigoureusement proscrit.

Ainsi Bonnet voulait l'immobilité absolue. Aujourd'hui, avec les appareils que l'on a inventés, les malades se remuent et s'asseyent dans leur lit, même avec une fracture de cuisse, et on permet au blessé des essais progressifs avec des béquilles, une canne, lorsque la consolidation osseuse est accomplie.

Les premiers essais de déambulation ont pris naissance en France et en Belgique avec Bérard en 1831, et Sentin en 1834, et sont restés dans l'oubli jusqu'en 1878, époque à laquelle Hessing présente au Congrès de Cassel un homme marchant aisément au quinzième jour d'une fracture du fémur. Ce traitement trouve des partisans en Russie et en Allemagne : Dombrowsky, Selenkow, Krause, Harbordt, Heussner, Bruns, Gussenbauer, Dollinger, Korsch, etc., qui inventent de nombreux appareils de marche. Korsch et Bardeleben préconisent le traitement ambulatoire avec appareils, même pour les fractures exposées, et le propose en chirurgie de guerre. Krause ne fait marcher les malades qu'au huitième ou au dixième jour, et n'admet la méthode ambulatoire que dans les fractures de la jambe, des malléoles et de la cuisse au tiers inférieur; pour les fractures du corps et du col du fémur, il veut l'extension continue. Bruns estime que la déambulation est applicable aux fractures obliques de la diaphyse fémorale, après quinze jours de traction au lit. Pour Dollinger et Liermann, la marche peut être permise dans toutes les fractures de cuisse sans distinction. Suivant Bardeleben, la méthode ambulatoire empêche la production des escarres, s'oppose à l'atrophie musculaire, hâte la formation du cal définitif et maintient l'organisme dans de bonnes conditions physiologiques; elle serait particulièrement précieuse chez les vieillards et chez les alcooliques, et mettrait ceux-ci à l'abri du *delirium tremens*.

En France, on n'admet généralement pas que la méthode de déambulation soit un utile complément de celle de Lucas-Championnière. M. Rieffel lui trouve un manque de pratique à cause de la difficulté dans l'application des appareils, et de leur prix élevé; des dangers, en se brisant ou en blessant; une impossibilité théorique aux bandages de marche, à cause du manque de valeur des points d'appui, de l'insuffisance de l'extension, des douleurs et des excoriations produites par les appareils, des déplacements secondaires, des incurvations, des cals vicieux. Cependant il en trouve par-dessus tout l'indication dans les fractures du col du fémur chez le vieillard, qu'un repos prolongé au lit expose aux escarres et aux congestions hypostatiques.

Malgré cette grande diversité dans les opinions des auteurs, et qui provient de ce que la méthode ambulatoire est encore à l'étude, malgré le peu de partisans qu'elle rencontre jusqu'ici en France, nous pensons qu'elle présente de sérieux avantages dans les fractures des membres inférieurs, dans certaines fractures de cuisse (col du fémur chez le vieillard, cas qu'il ne nous a malheureusement pas été donné d'observer). Mais nous avons été à même d'en constater les excellents résultats, à la consultation externe de l'Hôtel-Dieu, dans les fractures de la malléole externe: les malades avaient la démarche tout à fait libre, ils reprenaient leurs occupations le dix-huitième jour du traitement, et l'on ne se serait jamais douté, à les voir marcher, qu'ils avaient une fracture de la malléole.

OBSERVATIONS

Observation I

Fracture du péroné avec entorse.

M. Sée. *Société de chir. de Paris*, t. XII, 1886.

M. M..., âgé de 50 ans, se fracture le péroné du côté droit en descendant de voiture. Déplacement considérable du pied en dehors, et douleurs excessivement vives. L'accident étant arrivé loin de Paris, et à la campagne, on appelle un masseur qui pratique la réduction au moyen de frictions, et applique un appareil. Le lendemain, les douleurs persistent, bien qu'un peu moins vives ; le gonflement est considérable ; ecchymose très étendue au pied et le long de la jambe. J'applique la bande de caoutchouc ; disparition rapide de tous les symptômes. Appareil inamovible le huitième jour. Consolidation très rapide de la fracture. Au bout d'un mois, le blessé marche sans aucune gêne dans les mouvements. Il est difficile de reconnaître le siège de la fracture.

Observation II

Fracture du péroné.

Lucas-Championnière. *Société de chir. de Paris*, 1886.

Le nommé Charles A..., âgé de 59 ans, monteur en bronze. En

marchant, cet individu fait un faux pas et tombe. A son entrée, on constate une vaste ecchymose de la face externe de la jambe et du pied droits, de la douleur à l'occasion des mouvements imprimés au pied, douleur réveillée par la pression en deux endroits, au niveau des ligaments, et aussi plus haut, en un point limité à la base de la malléole externe. La sensibilité est ici extrêmement vive. Pas de déplacement, pas de mobilité. Le lendemain, on fait un premier massage qui est très léger ; on n'applique ensuite pour tout appareil qu'un peu d'ouate sur le cou-de-pied, et deux jours après, on recommence de nouveau le massage, qui est mieux supporté que la première fois. Le malade reste au lit. On fait ainsi quatre séances de massage, et le 28 juin, c'est-à-dire treize jours après l'accident, le malade peut se lever et marcher assez facilement. Le lendemain, 29 juin, il se trouve guéri, et demande à sortir. La marche est facile, non douloureuse ; le séjour au lit n'a duré que 13 jours, et il n'y a eu aucun incident.

Observation III

Fracture du péroné.

(Lucas-Championnière. *Eod. loco.*)

Le nommé T..., âgé de 35 ans, commis. Cet homme s'est fait une fracture du péroné droit, en tombant dans la rue. La fracture siège à la base de la malléole, la douleur provoquée y est très vive. Rien aux ligaments ; pas de mobilité latérale, pas de déplacement. On n'applique pas d'appareil, et on masse à plusieurs reprises le pied blessé. Les douleurs diminuent rapidement, et bientôt le malade se lève sans permission ; on ne peut pas le maintenir au lit. Il finit par quitter l'hôpital le 21 août, onze jours après son entrée.

Observation IV

Fracture du péroné.

(Lucas-Championnière. *Eod. loco.*)

Le nommé Charles J..., âgé de 28 ans, cocher. En tombant de
cheval, cet homme s'est fait une fracture de la malléole externe
gauche, sans déplacement et sans motilité anormale. En outre,
une douleur très vive, réveillée par la pression en un point limité
de l'extrémité de la malléole interne, fait supposer un petit arrachement de cette apophyse. Comme il n'y a pas de mobilité latérale du pied, ni de déplacement, on n'applique pas d'appareil, et
on se contente d'une couche d'ouate et de séances de massage. Le
malade sort, marchant sans aucune difficulté, le dix-septième jour
après l'accident.

Observation V

Fracture du péroné gauche. Massage. Guérison.

(Observation prise sur soi-même par le Dr Cochez, et publiée dans le *Journal
de Médecine et de Chirurgie pratiques*, fascicule n° 9, 1887.)

Le 25 août 1886, en descendant de tramway, je me tords le pied
gauche (chute sur le bord externe). Malgré la douleur ressentie
immédiatement, je puis faire, en boitant, près de 500 mètres
à pied ; mais la gêne augmentant, je suis contraint de rentrer
chez moi en voiture. Je me couche à mon arrivée, car le moindre
mouvement détermine une vive douleur. Gonflement considérable
du cou-de-pied aux parties antérieure et externe. Mon ami, le
Dr Marcy, constate que les parties tuméfiées sont douloureuses
à la pression ; de plus, il détermine une douleur très vive et
très limitée par une pression légère sur la malléole externe,

exercée à trois centimètres environ au-dessus de sa pointe. Diagnostic : entorse, fracture de l'extrémité inférieure du péroné par arrachement.

Le lendemain, douleur moindre, ecchymose très étendue située à la partie externe du cou-de-pied, et remontant jusqu'au tiers inférieur de la jambe. Mon ami, le Dr Béclère, confirme le diagnostic porté. Le 28, M. Lucas-Championnière reconnaît une fracture par arrachement, et prescrit, outre l'immobilité, des séances quotidiennes de massage, avec la recommandation d'éviter le foyer de la fracture. Ce traitement n'est pas suivi à la lettre, car je ne garde qu'une immobilité relative et marche dans mon appartement avec l'aide d'une canne. Chaque jour, séance de massage, d'une durée de 10 minutes à un quart d'heure, par mes amis les Drs Debord (d'Orsay) et Marcy. Sous l'influence du massage, le gonflement et la douleur diminuent progressivement, et la marche devient moins difficile. Le 31 août, je pars pour la campagne, où je fais chaque jour une courte promenade. Le lundi, 6 septembre, le 12e jour après l'accident, et après neuf séances de massage, je reviens à Paris, et je puis me chausser de nouveau ; aussi je me mets à sortir et à marcher, la malléole simplement maintenue par une bande roulée. Il y a bien encore un peu de douleur et de gonflement le soir, mais au bout de trois semaines ces symptômes ont presque complètement disparu, à tel point que plusieurs confrères, à qui je raconte l'accident, se refusent à admettre la possibilité d'une fracture, qui cependant avait été reconnue sans hésitation. Actuellement, je ne me ressens plus de rien et puis, comme avant l'accident, fournir de longues courses sans fatigue ni douleur. Moi aussi j'aurais des doutes sur le diagnostic, si ma malléole externe, du côté gauche, n'était plus saillante et plus volumineuse que l'autre. La circonférence du cou-de-pied atteint un centimètre de plus que l'autre.

Observation VI

Fracture malléolaire externe.

(Empruntée à la thèse de Douvrin, Paris, 1898.)

R..., manœuvre, 18 ans, en laissant tomber son fardeau, se blesse au pied gauche, le 3 avril 1896.

A l'examen du blessé, on constate une fracture de la malléole externe du côté gauche. Le cou-de-pied est tuméfié sans caractère bien spécial. Tout d'abord, on ne perçoit ni crépitation nette, ni motilité anormale; toute la région est hyperesthésiée, surtout sur les plaies latérales. Après un premier massage, supporté sans trop de peine, on constate une fracture oblique en bas et en avant, à 7 et 4 centimètres de la pointe de la malléole péronière, avec motilité de tout le pied, de droite à gauche, et inversement, avec crépitation. Du côté interne, on trouve une tuméfaction simplement hématique, et qui semble siéger dans la synoviale tendineuse. La séance de massage est terminée et complétée par l'adjonction d'un bandage roulé avec coussin en U, et d'une gouttière en fil de fer.

En mai, le massage a été continué tous les jours, bien supporté par le blessé qui ne souffre pour ainsi dire plus. On ne constate plus de motilité anormale, ni de crépitation. Le blessé se prête mal aux mouvements communiqués; le tissu cellulaire est encore un peu dur. La gouttière est supprimée ; on applique de nouveau le bandage roulé, avec le coussin semi-lunaire.

11 mai. Les coussins sont supprimés ; on renouvelle le massage et la simple bande de toile tous les deux jours.

Le 13. Il y a une petite plaie, par sphacèle de la peau, en arrière de la malléole externe. La marche est de plus en plus facile. Les frictions sont complétées par des mouvements communiqués, habituellement limités au cou-de-pied, et pratiqués une fois au genou. Depuis le commencement de mai, le blessé circule sans canne et sert dans son estaminet.

Le 18. La guérison se confirme; l'œdème diminuant toujours, les mouvements sont faciles et souples. Le blessé reprend son travail trois ou quatre jours plus tard.

Observation VII

Fracture du radius droit avec entorse grave; déformation considérable. Massage, guérison très rapide.

(Observation personnelle du Dr DELAPORTE, médecin en chef de la Préfecture de la Seine, publiée dans le *Journal de Médecine et de Chirurgie pratiques*, février 1887, 9e fascicule.)

Le vendredi 22 juillet 1886, je fis une chute de cheval vers 7 heures du matin. Le bras avait été replié sous le corps, la chute avait été violente, et je ressentis immédiatement une douleur très vive. Trois heures après, le Dr Lucas-Championnière vit mon bras. L'avant-bras était déjà fort tuméfié. La déformation du poignet était très marquée. L'avant-bras était tellement douloureux, que les moindres mouvements du membre allongé sur un meuble retentissaient péniblement. Il y avait déjà un épanchement considérable et il était facile de voir que l'épanchement dans les gaines des tendons de la région dorsale du poignet était très étendu.

Malgré la déformation très marquée, M. Championnière pense que les efforts de réduction seraient plus nuisibles qu'utiles. Il estima aussi qu'en présence de la douleur si vive, le massage rendrait grand service immédiatement. Il fit sa première séance de massage d'environ 12 à 15 minutes de durée. Les premières pressions, quoique doucement faites, étaient douloureuses; puis la douleur diminua rapidement. La séance terminée, je pouvais, sans trop de souffrances, déplacer la main en avant et en arrière.

Le mouvement de supination était très pénible. Placement d'une bande roulée sur le poignet et l'avant-bras.

Le samedi, nouvelle séance de massage, une demi-heure environ. Cette fois la diminution de la douleur fut telle, que je pus dormir tranquillement, ce que je n'avais pu faire la nuit précédente. Le 24 je pus faire, sans douleur, un assez long voyage pour aller me faire maser à la campagne.

Dès ce jour, je pus signer.

Le 25, massage. Dès ce jour, je pus écrire mes ordonnances.

Le 27, massage; le 28, massage, l'écriture était devenue très facile; le 29, massage; le 31, massage.

Le 1er août, massage; le 4, massage. La diminution de l'épanchement articulaire et du gonflement de la main est presque complète. Les mouvements ne sont plus douloureux que pour de véritables efforts. Étant rhumatisant, je ressentis assez douloureusement les effets de changements brusques de température qui se produisirent à cette époque. Tout en me faisant pratiquer le massage assez souvent, je m'électrisais tous les jours avec mon appareil à courants continus.

Le 9 août, soit 18 jours après l'accident, je repris mon service administratif, qui exige un travail d'écriture rapide pendant une heure et demie à deux heures de suite. A ce moment, j'avais recouvré complètement l'usage de la main pour tous les mouvements, et je commençais à pouvoir déployer de la force.

Le 28 août, soit 37 jours après l'accident, je repris mon équitation quotidienne; il n'y avait plus ni douleur, ni insuffisance fonctionnelle. En somme, avec une fracture du radius grave, j'avais à peine interrompu deux jours l'exercice professionnel. La douleur en 48 heures était presque disparue complètement.

Au bout de quatre jours, j'avais recouvré toute la liberté de mes mouvements. Mon seul appareil avait été une bande roulée. Il est facile de constater sur moi, maintenant, que la déformation considérable des premiers jours a laissé peu de traces, ainsi qu'il arrive pour beaucoup de fractures du radius pour lesquelles on ne fait aucune réduction.

Observation VIII

Fracture du radius.

(Lucas-Championnière. *Société de chir. de Paris*, t. XII, 1886.)

Le nommé Auguste B..., âgé de 47 ans, fait une chute sur le poignet gauche, du haut de cinq marches d'escalier, avec une charge. Petite plaie du front et fracture de l'extrémité inférieure du radius gauche ; déformation caractéristique, mais pourtant peu marquée. Couche d'ouate sur le poignet. Quatre séances de massage ; puis le malade se masse lui-même. Guérison rapide. Les mouvements sont libres, sans raideur. L'abduction et l'adduction restent un peu plus longtemps douloureuses. Le malade sort guéri le vingtième jour après son entrée à l'hôpital.

Observation IX

Fracture de la clavicule gauche.

Empruntée à la thèse de Gourewitch. (St-Pétersbourg, 1898.)

A..., 31 ans, domestique. Le 8 décembre au soir, la malade, étant ivre, est tombée dans l'escalier et se blessa l'épaule et le bras gauches. Elle ressentit aussitôt une vive douleur dans l'épaule. La nuit même elle a été admise à l'hôpital.

Le 9. La malade est bien constituée, de taille moyenne. Toute la région de l'épaule gauche, de la clavicule, des fosses sus et sous-claviculaires est considérablement enflée et présente une ecchymose dense. La malade ne peut pas remuer son bras, dont les mouvements sont très douloureux ; toute la région de la clavicule gauche est très douloureuse ; on trouve des points douloureux

dans sa partie moyenne ; les contours de la clavicule se dessinent
à peine, en raison du gonflement des tissus mous. A l'examen
plus complet, on perçoit dans la partie moyenne de la clavicule
un craquemant bien net ; cette exploration est très douloureuse ;
il n'y a pas de déplacement considérable des fragments. On fait le
massage de toute la région et du bras (pendant 25 minutes), et
on immobilise dans un appareil, modèle Desault, qui laisse libre
l'épaule malade.

Le 12. L'ecchymose s'est étendue plus loin, mais est devenue
moins dense ; le gonflement est un peu moindre ; au milieu de la
clavicule, la motilité et le craquement sont très nets ; les fragments
ne se sont pas déplacés ; la douleur est beaucoup moins vive. On
abandonne complètement le bandage, et on fait mouvoir légèrement les articulations de l'épaule et du coude.

Le 14. L'ecchymose s'est étendue encore plus largement, a
envahi le cou et la moitié du thorax. Le gonflement est moins
considérable ; les contours de la clavicule commencent à se dessi-
ner. La situation des fragments est la même ; il n'y a plus de douleur. La fracture est massée tous les jours.

Le 18. L'ecchymose s'est résorbée presque complètement ; il n'y
a plus de gonflement. On ne perçoit dans la clavicule ni craquement, ni motilité anormale. Dans sa partie moyenne, on trouve
un épaississement plus prononcé vers son bord inférieur.. Les contours du cal ne sont pas encore bien nets ; il est mou et douloureux
à la pression. La situation des fragments est régulière. Les mouvements de l'articulation de l'épaule sont presque libres ; la malade
peut soulever le bras jusqu'à la position horizontale, et peut ensuite
le remettre à sa place. Ce dernier mouvement est encore un peu
douloureux. Le bras est placé dans une écharpe.

Le 20. Le cal est plus ferme, ses contours sont plus prononcés ;
il n'y a presque plus de douleur. Les mouvements de l'articulation
de l'épaule sont plus libres et plus étendus, ceux de l'articulation du coude sont tout à fait libres.

Le 22. Le bras de la malade est laissé libre ; celle-ci peut se
coucher sur le côté blessé.

Le 25. Le cal est très solide; les rapports entre les fragments sont réguliers. Dans la partie moyenne de la clavicule, on voit distinctement un cal peu volumineux, qui est plus prononcé sur le bord inférieur de la clavicule. Plus de douleur, plus de motilité anormale. La malade peut mouvoir le bras dans toutes les directions. Le soulèvement du bras au-dessus de la tête est un peu douloureux dans la région du muscle deltoïde.

La malade sort sur sa demande, non complètement guérie. Il lui a été ordonné de ne pas soulever de fardeaux pendant 15 jours. La fracture s'est soudée le douzième jour.

Observation X

Fracture de la clavicule droite.

(Empruntée à la thèse GUILLEMARD. *Traitement des fractures de la clavicule par le massage.* Paris, 1898.)

M..., ménagère, 47 ans. Le 4 mars 1890, elle est bousculée dans la rue par une vache furieuse. Elle présente, outre des contusions multiples, notamment à la partie interne du genou gauche, une fracture de la région moyenne de la clavicule droite. Massée dès le premier jour, elle sort le 30 mars avec l'intégrité complète de ses mouvements. On peut constater la guérison complète quelques jours après, cette femme revenant le 2 avril se faire soigner le genou dont elle souffre.

Observation XI

Fracture de la clavicule droite.

(Empruntée à la thèse GUILLEMARD. Paris, 1898.)

Henry R..., 22 ans, cocher. Il fait une chute de son siège le 14 mars

1896. Il entre le 15 à l'hôpital et l'on constate une fracture de la région externe de la clavicule, entre les ligaments trapézoïdes et conoïdes. Il n'y a ni gonflement, ni ecchymose ; mais l'on constate facilement de la crépitation après le massage qui est commencé dès ce jour. Le dix-septième jour, les fragments sont consolidés, et le malade est guéri après trois semaines de traitement.

Observation XII (Personnelle).

Fracture du radius en dos de fourchette.

Une couturière, âgée de 60 ans, se fait en tombant une fracture du radius en dos de fourchette ; elle vient à l'hôpital le troisième jour de sa fracture ; avant de venir elle mettait des résolutifs. Gonflement énorme, ecchymose et grande déformation ; impotence fonctionnelle complète. On lui met la gouttière plâtrée, en faisant en même temps la réduction.

Elle conserve cette gouttière deux semaines, au bout desquelles on commence à faire du massage. L'ecchymose est presque disparue ; il existe encore du gouflement.

Après quelques séances de massage, le gonflement disparaît complètement ; la malade commence à faire des mouvements avec ses doigts, et même elle prie qu'on ôte sa gouttière plâtrée parce qu'elle l'empêche de mouvoir son bras.

Au bout de trois semaines, on ôte la gouttière, mais on continue à faire du massage. La malade commence à faire son ménage, quoique cela la fatigue. Au bout de deux semaines de massage, il existe de la raideur, mais il n'y a pas d'atrophie musculaire, pas de troubles trophiques. On s'explique bien la raideur, c'est une vieille rhumatisante qui a de la raideur dans tous les membres. Seulement un peu moins de force dans le membre fracturé.

La malade vient encore, pendant trois semaines, de temps en temps à l'hôpital, pour se faire masser, et pour demander s'il n'arrive pas de complications quelconques. Mais après chaque séance de massage, la malade sentait ses forces revenir.

Observation XIII (Personnelle).

Fracture de l'extrémité inférieure du radius.

Un charbonnier, âgé de 29 ans, se présente à l'hôpital pour une fracture en dos de fourchette de l'extrémité inférieure du radius, datant de 7 jours.

Œdème considérable de la main, large ecchymose, impotence fonctionnelle complète ; il n'y a pas beaucoup de déformation. On fait un massage analgésique, et on met une gouttière plâtrée, en faisant en même temps la réduction. Au bout de 15 jours, on soumet le malade à des séances de massage, de 15 minutes, répétées chaque jour. Dans l'intervalle, le membre est placé dans une gouttière plâtrée.

Au bout de quelques jours, plus de traces d'œdème. Cependant le massage est très difficile chez ce malade un peu neurasthénique; il oppose beaucoup de résistance, et les mouvements passifs des doigts, par exemple, sont presque impossibles, et chaque séance ne peut aboutir au but voulu.

Néanmoins, au bout d'une semaine de massage, on retire la gouttière plâtrée, et on la remplace par un pansement compressif, et quoique le massage et les mouvements passifs restent toujours difficiles, le malade dit se trouver bien mieux, et être en état de faire quelques travaux sans trop de fatigue. Pas de troubles trophiques ni sensitifs, aucune atrophie musculaire ; la force de la main est très peu diminuée. Il existe encore un peu de raideur, mais on retrouve la même raideur dans le membre sain. On fait de temps en temps quelques séances de massage et d'électrisation.

OBSERVATION XIV (Personnelle).

Fracture de l'extrémité inférieure du radius.

Une femme de ménage de 32 ans se présente à l'hôpital pour une fracture de l'extrémité inférieure du radius datant de sept jours.

Peu de gonflement, forte ecchymose, peu de déformation, peu de douleur, cependant impotence fonctionnelle. On lui fait un massage analgésique, et après le massage on applique une gouttière plâtrée, en faisant en même temps la réduction de la main. La gouttière reste quinze jours en place ; au bout de ce temps, on l'enlève.

On commence à faire du massage qui dure quinze minutes, en remettant chaque fois la gouttière. Au bout de quelques séances, l'œdème est tout à fait disparu, l'ecchymose est moindre, les mouvements des doigts sont devenus tout à fait libres et ne provoquent aucune douleur. Les mouvements passifs, quoique douloureux, sont possibles. Enfin, dès la première semaine du massage, on enlève la gouttière plâtrée, et on la remplace par la bande compressive.

Après une semaine de massage, les mouvements passifs sont libres et ne provoquent pas de douleur. On constate encore un peu de raideur dans les mouvements actifs, surtout dans la pronation et la supination. La sensibilité est la même dans les deux membres. Pour remédier à la faiblesse du côté fracturé, on le soumet à quelques séances d'électrisation, et on lui fait prendre des bains sulfureux.

Pendant deux semaines encore, malgré la disparition de la déformation et des douleurs, et quoique la malade puisse se remettre à son travail, elle continue à venir à l'hôpital pour subir massage et électrisation qui, dit-elle, lui rendent beaucoup de force.

Observation XV (Personnelle).

Fracture du radius.

Une cartonnière, âgée de 56 ans, étant tombée d'une chaise, se fracture la main en dos de fourchette ; elle vient à l'hôpital deux jours après l'accident.

Aspect du bras : grande déformation, gonflement, ecchymose très prononcée, impotence fonctionnelle complète.

Traitement. — On lui met une gouttière plâtrée, et en même temps on fait la réduction de la déformation. Cette gouttière est gardée deux semaines sans mobiliser la main. Au bout de deux semaines, quand les os sont un peu soudés, et quand il n'y a plus de déformation, on commence le massage. Dès le commencement, il existe une grande raideur, surtout pendant les mouvements de pronation et de supination. Quoiqu'on fasse du massage, on garde encore la gouttière.

Après une semaine de massage, la raideur est disparue tout à fait, mais il existe un peu de douleur au niveau du nerf radial. On fait, avec du massage, de l'électrisation, et enfin au bout de deux semaines de massage, la malade se sentant bien, ne revient plus à l'hôpital.

Observation XVI (Personnelle).

Fracture du radius.

Un employé d'imprimerie, âgé de 35 ans, se présente à l'hôpital avec une fracture de l'extrémité inférieure du radius datant de 6 jours. Il y a peu de gonflement, une ecchymose très large et très accusée, la déformation très prononcée est caractéristique, c'est la disposition clinique en dos de fourchette. Outre l'impotence fonctionnelle, douleurs excessives.

On applique un appareil plâtré et on fait en même temps la réduction. L'appareil est gardé 15 jours ; au bout de ce temps, on commence le massage. Dès les premières séances, on ne provoque aucune douleur, et on fait disparaître le reste de l'œdème. On continue le massage tous les jours très régulièrement ; chaque fois on ôte la gouttière plâtrée pour le pratiquer. Au bout de quelques séances, on obtient des mouvements actifs des doigts, les mouvements passifs de la main sont encore très douloureux, surtout la flexion des doigts sur la paume de la main, et de la main sur l'avant-bras.

Au bout de trois semaines, la gouttière est supprimée. Aucuns troubles trophiques ni sensitifs, pas d'atrophie musculaire, pas de raideur, mais encore un peu de faiblesse du membre. Le malade vient de temps en temps à l'hôpital, pour quelques séances de massage et d'électrisation.

OBSERVATION XVII (Personnelle).

Fracture du péroné.

Femme de 35 ans, marchande au panier. Fracture du péroné avec entorse du ligament tibio-péronéal.

Aspect général du pied : ecchymose et œdème très prononcés. Douleur atroce au niveau de la fracture et au niveau des ligaments péronéo-astragalien et antérieur de l'articulation péronéo-tibiale inférieure. Impotence fonctionnelle tellement prononcée, que la malade pousse des cris quand on touche seulement son pied.

Traitement. — Massage et compression ouatée. Après une semaine de massage, le gonflement et l'ecchymose ont disparu, mais il est survenu un gonflement au niveau de la gaine péronéale, avec de la douleur synoviale. On supprime le massage, et on met de la teinture d'iode avec compression ouatée. Cet état se prolonge un peu moins de deux semaines. On recommence de nouveau le massage ; après quelques séances la douleur et le gonflement disparaissent tout à fait, mais la raideur existe encore. Malheureusement la malade ne peut plus continuer son traitement, et elle ne revient plus pour le massage.

OBSERVATION XVIII (Personnelle).

Fracture du péroné.

Un maçon de 49 ans se présente à l'hôpital avec une fracture du péroné par arrachement, datant de 3 jours.

Œdème au niveau de la fracture, ainsi qu'au cou-de-pied, ecchymose généralisée, douleur très vive au siège de la fracture et au niveau des ligaments péronéo-tibial et péronéo-astragalien. La marche n'est pas empêchée, mais provoque des douleurs excessives.

On soumet la jambe au massage, avec compression ouatée dans l'intervalle des séances. Au bout d'une semaine, plus d'œdème, plus de douleur pendant le massage ; pas de troubles trophiques, ni de troubles de sensibilité ; un peu de raideur encore dans les mouvements, et quelques douleurs pendant la marche.

En deux semaines le malade recouvre ses forces musculaires et, dès la troisième semaine de traitement, le membre malade est redevenu tout à fait semblable au membre sain ; il se fatigue seulement un peu plus vite et s'œdématie légèrement vers le soir. On lui donne un bas de caoutchouc, et dès lors, il ne revient plus à l'hôpital.

OBSERVATION XIX (Personnelle).

Fracture du péroné.

Un bijoutier, âgé de 37 ans, en marchant dans la rue a fait un
faux pas, et s'est fracturé le péroné de la jambe droite. Il est
arrivé à l'hôpital le lendemain de l'accident. La jambe était très
gonflée ; ecchymose très généralisée. Il existe une petite dépression au niveau de la fracture ; impotence fonctionnelle complète à
cause de la douleur qui existe au niveau de la fracture et au niveau
de l'articulation péronéo-tibiale inférieure, et provenant de l'arrachement de ce ligament.

Massage. La première séance consiste simplement en un cares-
sement autour du foyer fracturé. Après trois séances de massage,
l'ecchymose et le gonflement existent encore, mais les douleurs
ont tellement diminué, que le malade, malgré la défense, commence
à s'appuyer plus fortement sur son pied, quoiqu'il ait des béquilles
pour venir à l'hôpital.

Après deux semaines de massage, le malade marche sans
béquilles ; il n'accuse pas de douleur en marchant ; ses mouvements sont tout à fait libres, et il recommence son métier, quoiqu'il vienne tout de même à l'hôpital, parce que ses mollets ont
un peu diminué. La force est tout à fait conservée.

Après trois semaines, ses mollets ont repris leur grosseur. Les
membres ne se fatiguent pas vers le soir ; ils ne s'engourdissent
pas.

OBSERVATION XX (Personnelle).

Fracture de la clavicule gauche, partie moyenne.

Un menuisier de 49 ans, en portant un fardeau, se fracture la
E.   4

clavicule gauche, à la partie moyenne. Le malade se présente à l'hôpital le dixième jour de sa fracture.

Pas d'attitude spéciale ; il y a de la crépitation, du gonflement, de l'ecchymose. En faisant la palpation, on remarque la rainure. Impotence fonctionnelle à cause des douleurs. On lui met la bande de Mayor, avec coussin dans l'aisselle, qu'il garde jusqu'au vingt et unième jour de la fracture.

Quand le malade est revenu à l'hôpital, la consolidation était déjà faite, le cal était volumineux. Il y avait de la raideur dans l'épaule. On commence à lui faire du massage.

Au bout de la troisième séance, la raideur a presque disparu, et tout à fait au bout d'une semaine. Le malade exécute tous les mouvements très librement ; le cal commence à diminuer. Pas de déformation à l'inspection, mais à la palpation on peut encore la sentir. Il n'y a pas de raccourcissement de la clavicule, ni de compression nerveuse. Le malade, quoique ayant repris ses occupations, revient de temps en temps à l'hôpital.

Observation XXI (Personnelle).

Fracture indirecte de la clavicule au tiers externe.

Un homme de 49 ans, en tombant sur un lit de fer, se fracture la clavicule au tiers externe (fracture indirecte).

Pas de déformation, on sent seulement, en faisant le palper, une dépression au niveau de la fracture ; l'ecchymose est très grande ; douleur au niveau de la fracture. Le malade est venu à l'hôpital seulement une semaine après l'accident, mais auparavant il s'était soigné en ville. On lui avait mis une bande de Mayor avec un coussin.

A l'hôpital, on lui mit seulement une écharpe pour soutenir son bras, et on commença depuis le premier jour à faire du massage.

Après une semaine de massage, le malade pouvait déjà faire de petits mouvements de bras sans provoquer de douleur. Au bout de deux semaines, la consolidation était faite, et il n'y avait pas du tout de déformation. En faisant la palpation, on ne pouvait guère trouver le cal, et le malade a commencé à s'habiller seul.

Observation XXII (Personnelle).

Fracture de la première phalange du pouce.

Un employé des postes, âgé de 33 ans, se présente à l'hôpital avec une fracture de la phalange du pouce, datant de 8 jours. Pendant ces huit jours, le malade s'est soigné lui-même, et son état n'a fait que s'aggraver.

L'examen de la main montre le pouce très enflé, mais sans déformation ; la crépitation très nette est facile à obtenir ; les douleurs sont très vives, surtout pendant les mouvements du pouce. On commence aussitôt le massage, et, entre les séances quotidiennes, on fait un pansement compressif.

Au bout d'une semaine de massage, le cal est formé, le gonflement et les douleurs ont tout à fait disparu ; on observe seulement un peu de raideur dans les mouvements de flexion de la deuxième phalange sur la première.

Après deux semaines de massage, le malade reprend son service, complètement guéri.

CONCLUSIONS

I. — L'immobilisation présente plus d'inconvénients que d'avantages dans le traitement des fractures avec petits déplacements; elle est utile, pour un temps assez court, dans les fractures avec grande mobilité des fragments.

II. — Le massage est un élément fondamental du traitement des fractures, en raison des nombreux avantages qu'il procure : disparition de la douleur et de l'œdème, assouplissement des tissus fibreux et musculaire, résorption et rapidité d'évolution de l'ecchymose, souplesse et sensibilité de la peau, cessation de tension des veines, vitalité des membres. Le massage doit être commencé immédiatement après l'accident, dans les fractures simples, sans déplacement; et le plus tôt possible dans le cas de grand déplacement, c'est-à-dire aussitôt qu'il y a un commencement suffisant dans la consolidation osseuse.

III. — Le traitement ambulatoire est rationnel dans toutes les fractures du membre supérieur et dans celle du péroné, de même que dans les fractures du col du fémur chez le vieillard.

E. 4.

IV. — Dans les autres fractures du membre inférieur, dès qu'un commencement de réparation dans le tissu osseux le permet, il importe de faire marcher le malade. Les expériences de laboratoire légitiment suffisamment cette manière de faire.

INDEX BIBLIOGRAPHIQUE

W. H. Bennett, chirurgien de l'hôpital Saint-Georges.— Usage du massage dans le traitement des récentes fractures. *The Lancet*, février 1898.

Lucas-Championnière. — Communication. Traitement des fractures du radius et du péroné par le massage. Traitement des fractures para-articulaires simples et compliquées de plaie sans immobilisation. Mobilisation et massage. *Société de Chirurgie*, séance du 30 juin 1886, p. 560.

— Fractures de la clavicule traitée par le massage, sans immobilisation. *Journal de Médecine et de Chirurgie pratiques*, 1897, fascicule nᵒ 9, p. 362.

— Fracture de l'extrémité inférieure de l'humérus gauche avec grande mobilité. Aucun appareil immobilisateur. Massage et mobilisation immédiate. Restitution des mouvements et consolidation rapide en bonne position. *Journal de Médecine et de Chirurgie pratiques*, 1898, fascicule nᵒ 1, p. 7.

— *Traitement des fractures par le massage et la mobilisation*, 1895.

Castex. — Recherches expérimentales et histologiques sur le massage. *Bulletin médical*, 23 décembre 1891, p. 1179.

— Étude expérimentale sur le massage. *Journal de Médecine et de Chirurgie pratiques*, 1892, fascicule nᵒ 5, p. 181.

Cochez. — Fracture du péroné gauche. Massage, guérison rapide. Correspondance médicale. *Journal de Médecine et de Chirurgie*, 1887, fascicule nᵒ 9, p. 67.

Condamin. — *Du massage dans les fractures du péroné*. Thèse de Paris, 1893.

Douvrin. — *Sur le traitement des fractures par le massage et la mobilisation*. Thèse de Paris, 1898.

Delaporte. — Fracture du radius droit, avec entorse grave, déformation considérable. Massage, guérison très rapide. Correspondance médicale. *Journal de Médecine et de Chirurgie*, 1887, fascicule nᵒ 9, p. 69.

Dagron. — Vingt cas de fractures de clavicule traités par le massage. *Journal de Médecine et de Chirurgie*, 1896, fascicule nᵒ 10, p. 669.

Le Dentu et **Delbet**. — *Traité de chirurgie clinique et opératoire*, II, 1896, article Rieffel.

Duplay et **Reclus**. — *Traité de chirurgie*, 1897, t. II.

Estradère. — *Du massage, son historique, ses manipulations, ses effets physiologiques et thérapeutiques*, 1884.

Gouchet. — Traitement des fractures du col du fémur par le massage et la mobilisation. *Journal de Médecine et de Chirurgie*, 1896, fascicule n° 1, p 26.

Gourewitch. — *Contribution à l'étude des simples fractures par le massage et la mobilisation*. Thèse de Saint-Pétersbourg, 1898.

Guillemard. — *Sur le traitement des fractures de la clavicule*. Thèse de Paris, 1898.

Woolsey. — Massage dans le traitement des fractures. *Medical News*, L. XX, 1897.

Mezange. — *Du massage appliqué au traitement des fractures diaphysaires de l'avant-bras et de la jambe*. Thèse de Paris, 1889.

Page. — Usage du massage dans le traitement des récentes fractures. *The Lancet*, 12 février 1898.

Ricard et **Bousquet**. — *Traité de pathologie externe*, I et III, 1893.

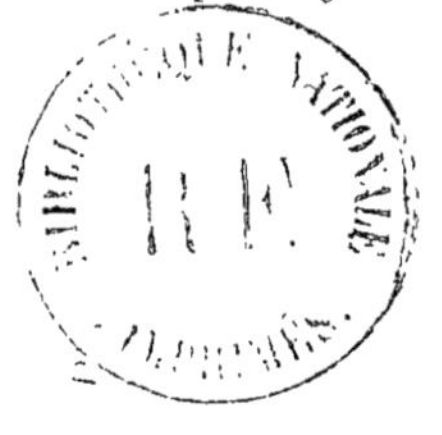

TABLE DES MATIÈRES

IMPRIMERIE LEMALE ET Cie. — HAVRE

www.ingramcontent.com/pod-product-compliance
Ingram Content Group UK Ltd.
Pitfield, Milton Keynes, MK11 3LW, UK
UKHW020019080726
13614UKWH00003B/1466